Los Mejores Ejercicios para El Abdomen

Rutina Abdominal para Fortalecer el Centro y para Tener un Abdomen Plano

Patrick Barrett

ISBN-10: 1481208799
ISBN-13: 978-1481208796

INDICE

Books by Patrick Barrett:

Ejercicios naturales: *Entrenamiento básico sin pesas y gimnasia de fortalecimiento y pérdida de peso*

Ejercicios sin pesas: *Entrenamiento avanzado para todo el cuerpo para hacer en casa o en el gimnasio*

Ejercicios para las manos y el antebrazo: *Ejercicios y rutina de entrenamiento para fortalecer fuerza de prensión*

Cómo hacer una parada de manos: *Desde los ejercicios básicos hasta las flexiones en parada de manos sin apoyo*

Renuncia

INTRODUCCIÓN

Hola. Mi nombre es Patrick Barrett y te agradezco haber comprado este libro.

Fuerza del centro – fuerza en el abdomen, la espalda baja y los músculos laterales dentro de ellos – es el componente esencial de tu fuerza y salud general. Muchas personas consideran los ejercicios abdominales como algo esencialmente estético, porque sus metas están más asociadas con tener un estómago atractivo en vez de un estomago flácido.

No hay nada de malo en tener esa meta, sobre todo si esto te impulsa a comer mejor y a hacer ejercicios de centro. Este libro te ayudará a hacer realidad esta meta.

Pero este libro ofrece más, porque los ejercicios abdominales y los ejercicios para la espalda baja tienen razones más importantes que las razones estéticas. Si lo haces en la forma correcta, puedes construir una verdadera fuerza que puedes utilizar en la vida real, y puedes tener la base necesaria para evitar posibles dolores de espalda y el malestar general que muchas personas experimentan cuando envejecen.

Con este libro vas a aprender todo lo que necesitas saber para construir una atractiva sección media. Y lo más importante incluso, vas a poder desarrollar verdadera fuerza en tu centro, lo que te puede beneficiar durante mucho tiempo y de una forma que ni siquiera te puedes imaginar.

Pero, como siempre, esta información sólo te servirá cuando la pongas en práctica. Todo lo que hablamos depende de que termines este libro y apliques todo lo que has aprendido.

Vamos a empezar – cuanto antes empecemos, más rápido haremos progresos.

Otros Libros De Patrick Barrett

Ejercicios naturales: Entrenamiento básico sin pesas y gimnasia de fortalecimiento y pérdida de peso

Ejercicios sin pesas: Entrenamiento avanzado para todo el cuerpo para hacer en casa o en el gimnasio

Ejercicios para las manos y el antebrazo: Ejercicios y rutina de entrenamiento para fortalecer fuerza de prensión

Cómo hacer una parada de manos: Desde los ejercicios básicos hasta las flexiones en parada de manos sin apoyo

LA MEJOR RUTINA ABDOMINAL

Tal vez ahora más que antes, la gente es extremamente consciente de la parte central de su cuerpo.

Personas de todas las edades quieren mantener sus estómagos atractivos y en forma; compran todo tipo de aparatos para casa, como artículos de gimnasio, dvd's y sí, también libros de ejercicios, con la esperanza de alcanzar esta meta.

Puedo entender la importancia de tener un físico atractivo, y sin duda puedes realizarlo con los ejercicios en este libro.

Pero además de su función estética, los músculos abdominales y los de la espalda baja tienen una enorme importancia en el contexto de tu fuerza física en general.

Obviamente, para los atletas la fuerza es algo importante, pero también fuera de un contexto deportivo la fuerza en el centro—el abdomen y la espalda baja—es muy importante para corregir tu postura y para evitar problemas de la espalda y problemas similares cuando envejezcas.

Entonces, lo que quieres es una rutina de entrenamiento con ejercicios abdominales que cumplen con la necesidad estética, pero que también den la fuerza verdadera que tu cuerpo puede utilizar mañana en el campo deportivo y para ayudar a "moverte" cuando envejezcas.

Esto significa que necesitas ejercicios para tu centro junto con el resto de tu cuerpo, y es aquí donde muchos entrenamientos para los abdominales fallan, ellos principalmente emplean ejercicios que se centran en el estómago sin involucrar al resto de tu cuerpo al mismo tiempo.

Esto te puede causar problemas, porque en la vida real las cosas no son así.

En la mayoría de las situaciones, el abdomen y la espalda baja crean la estabilidad para el resto de tu cuerpo. En la vida real, tu centro y el resto de tu cuerpo trabajan al mismo tiempo. Por eso, durante el entrenamiento, tu centro debe trabajar simultáneamente con tu cuerpo, no de forma aislada.

Necesitas ejercicios abdominales que se centren en el estómago, pero ellos deben involucrar a otros grupos musculares también.

Esto asegura que no sólo vayas a tener un físico atractivo y fuerte, y que al salir del gimnasio realmente puedes utilizar todos estos músculos que has estado construyendo sin lastimarte a ti mismo- y también que décadas más tarde todavía van a estar trabajando para ti, en lugar de provocar una ralentización de tu ritmo de vida por dolor en las articulaciones o por un desarrollo muscular desequilibrado.

No te sorprendas cuando intentes los ejercicios de este libro y sientas dolor no sólo en el estomago, sino también en los brazos, los dorsales, el pecho, los glúteos, los isquiotibiales y en otros lugares. Esto es lo que sucede cuando sigues una rutina abdominal de todo el cuerpo, en vez de una rutina abdominal aislada. Esto significa que vas a obtener mejores resultados, mayor desarrollo muscular y más fuerza en general.

CALENTAMIENTO

El calentamiento es absolutamente esencial con cualquier tipo de rutina de ejercicios. Ir de un descanso total a la tensión y al esfuerzo de un entrenamiento es una mala idea, porque puedes fácilmente tensionar un músculo y lastimarte. Esto aplica tanto para los ejercicios abdominales como para los ejercicios básicos, así que asegúrate de que tus músculos siempre se han calentado antes de hacer ejercicios.

Muchas personas hacen sus rutinas abdominales después de una rutina de entrenamiento normal, así que han estado haciendo ejercicios durante un tiempo y los músculos ya están calientes. Si ya estás calentado por el ejercicio que acabas de hacer, puedes continuar con tu entrenamiento para abdominales. Sin embargo, si estás haciendo este entrenamiento para abdominales independientemente, o si deseas asegurarte de que tu centro está calentado totalmente, deberías considerar hacer algunas repeticiones de los siguientes ejercicios de calentamiento.

Saltos de Tijera

Los saltos de tijeras son unos de los ejercicios más básicos y más conocidos y con razón. Tal vez no haya forma mejor y más conveniente para hacer trabajar a tus músculos y para estimular la circulación en todo tu cuerpo que esto:

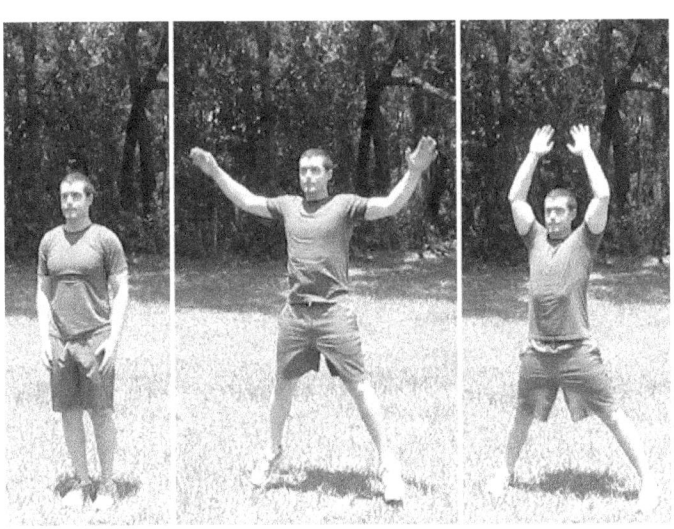

Párate con la piernas unidas y los brazos extendidos a los lados del cuerpo y salta abriendo las piernas hacia los lados. Simultáneamente, eleva los brazos por encima de la cabeza. Baja con las piernas abiertas y los brazos elevados, luego regresas a la posición inicial. Una serie de 25 a 100 saltos es excelente antes de cualquier entrenamiento.

Giros de Tronco

Este es otro ejercicio de calentamiento básico pero subutilizado. Este ejercicio se dirige específicamente a tu centro completo, así que es un buen ejercicio para hacer antes de tus ejercicios para el abdomen y la espalda baja.

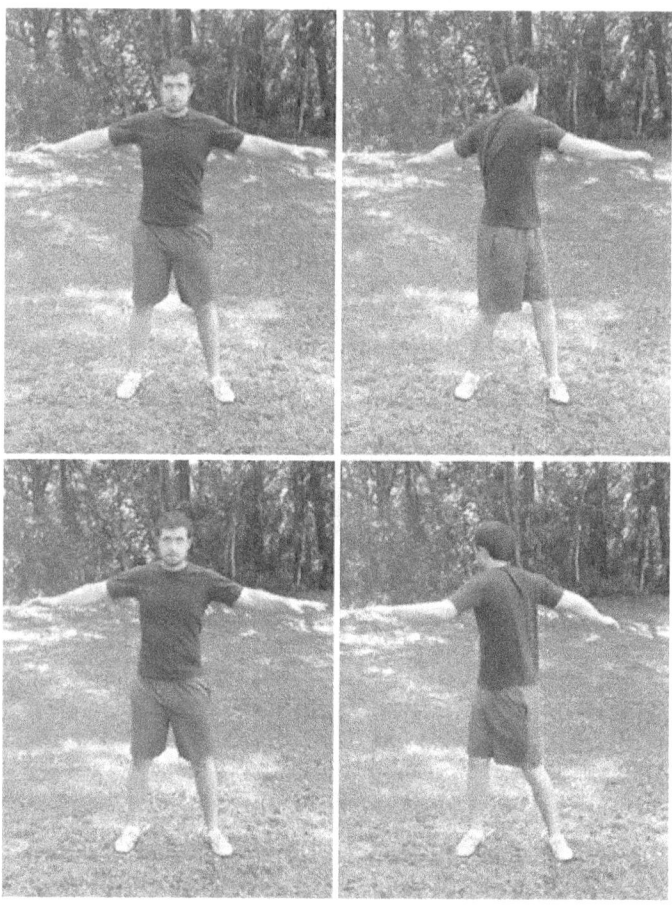

Mantén los pies fijos y los brazos extendidos y asegúrate que giras en una forma controlada. Una o dos series de 10-25 estaría bien.

*****

Estos ejercicios de calentamiento deberían ser todo lo que necesitas para preparar toda la parte central de tu cuerpo para tus ejercicios de centro. Familiarízate con ellos. Te van a ser muy útiles.

LOS EJERCICIOS

Ahora que hemos cubierto el calentamiento, es hora de llegar a los ejercicios de centro básicos. Seguramente has oído hablar de algunos de ellos, pero no de todos. Algunos van a parecen difíciles y intimidantes, algunos van a parecer bastante fáciles.

Sea como sea, te recomiendo que te familiarices con todos ellos de la misma manera. Tómate el tiempo para leer y aprender acerca de cada ejercicio, utilizando las imágenes y las descripciones para asegurarte de que tu forma de hacerlo es la correcta.

No hay que subestimar los ejercicios que parecen fáciles, y no tengas miedo de los que parecen difíciles. Cada uno de ellos tiene un lugar en una rutina abdominal total, y serás capaz de hacer cada uno de ellos aunque parezca difícil al principio.

Sólo tienes que seguir la progresión como está descrita, y llegarás a ese punto.

ABDOMINALES TABLA

Este es un ejercicio abdominal muy popular en los últimos años, y con razón. Va a afectar todo el abdomen - y el pecho y los hombros también - es una gran base para tu rutina abdominal.

Empezaremos con la tabla base, y luego veremos un par de variaciones para cambiar el enfoque del ejercicio para que sea aún más intenso.

La tabla básica es muy sencilla, pero si lo haces incorrectamente, la eficacia de este ejercicio será reducida considerablemente. Primero, adopta la posición de flexiones de brazos. Puedes mantener la posición con las manos en el suelo (mira la foto), o con los antebrazos en el suelo. Ambas formas funcionan.

Esta es la posición que debes mantener durante todo el ejercicio, pero lo que es importante para la tabla es la posición de las caderas y la flexión en el estómago.

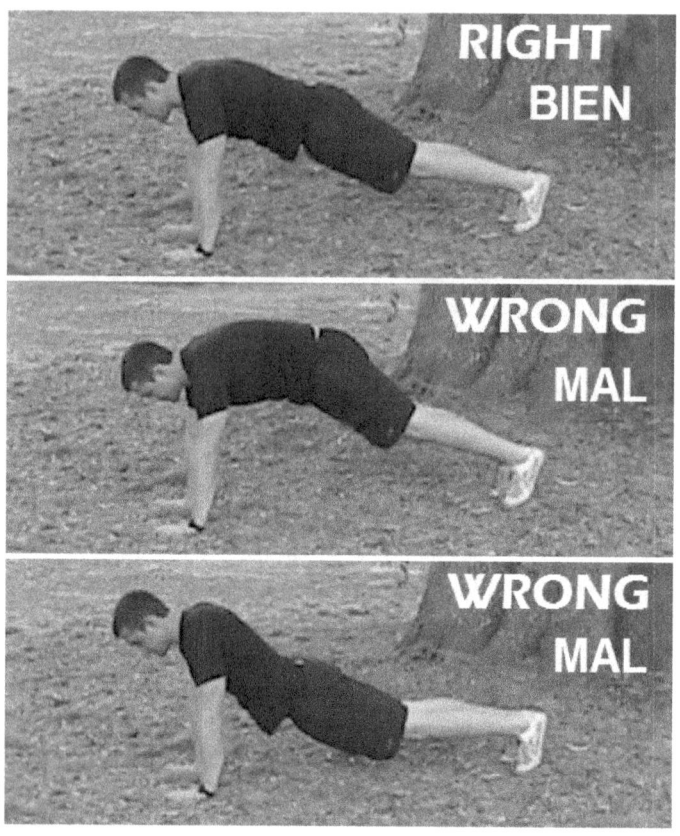

Si las caderas se encuentran muy bajo, los abdominales no los están apoyando, y no estás haciendo los ejercicios en forma adecuada. Si las caderas se encuentran muy altas, tendrás demasiado apoyo de las piernas y los hombros, y también lo harás mal.

Es necesario mantener el cuerpo recto, flexionar los abdominales, y mover las caderas un poco hacia arriba y abajo hasta que puedas sentir los músculos abdominales trabajando para apoyarlas, más o menos en el centro.

Cuando   sientas que tienes la posición óptima con los músculos abdominales trabajando para apoyar el trasero, respira profunda y lentamente y flexiona todo el estómago duramente, sobre todo durante la exhalación. Mantén la posición durante el mayor tiempo posible.

¡Tómate el tiempo para encontrar la posición correcta! Si lo haces bien, deberías sentir los músculos abdominales trabajando duro. Ajusta tu posición según sea necesario.

Ahora veamos una variación simple:

Tabla Lateral

La tabla lateral tiene la misma base que la tabla normal, pero con los músculos oblicuos, o los 'abdominales secundarios', como objetivo.

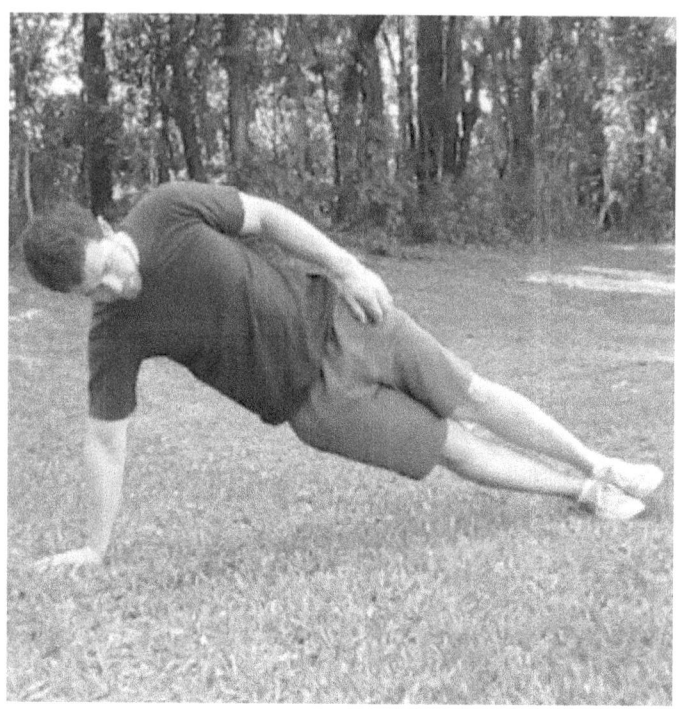

Este ejercicio lo tienes que hacer con una mano en el suelo, o con el antebrazo en el suelo. Elige una de estas formas, y mantén esa posición durante todo el tiempo que puedas.

Aplica el mismo concepto de la tabla normal, mantén tu cuerpo en una línea recta, y asegúrate de que las caderas están colocadas de tal manera que puedes sentir a los oblicuos trabajando. Los músculos que están más cerca del suelo son los que realmente deberías sentir.

Una vez terminado con uno de los lados, cambia tu posición y haz el mismo trabajo con el otro lado. Siempre debes trabajar ambos lados de manera uniforme.

Aquí hay una variación divertida que incorpora los dos ejercicios anteriores en un ejercicio dinámico para el pecho, los brazos, los hombros y el abdomen:

Tabla con Cambio de Apoyo

Para la Tabla con Cambio de Apoyo, empieza en la posición de tabla. Luego, de manera controlada, pasas a una tabla lateral con el brazo libre levantado. A continuación, vuelves a la posición de tabla. A continuación, pasas a una tabla lateral en el otro lado, y de nuevo a la tabla normal, y así continuamente.

En los ejercicios de tabla es muy importante la forma de hacerlos correctamente. Asegúrate de mantener cada una de las posiciones en esta progresión correctamente, y no te apresures de uno al otro.

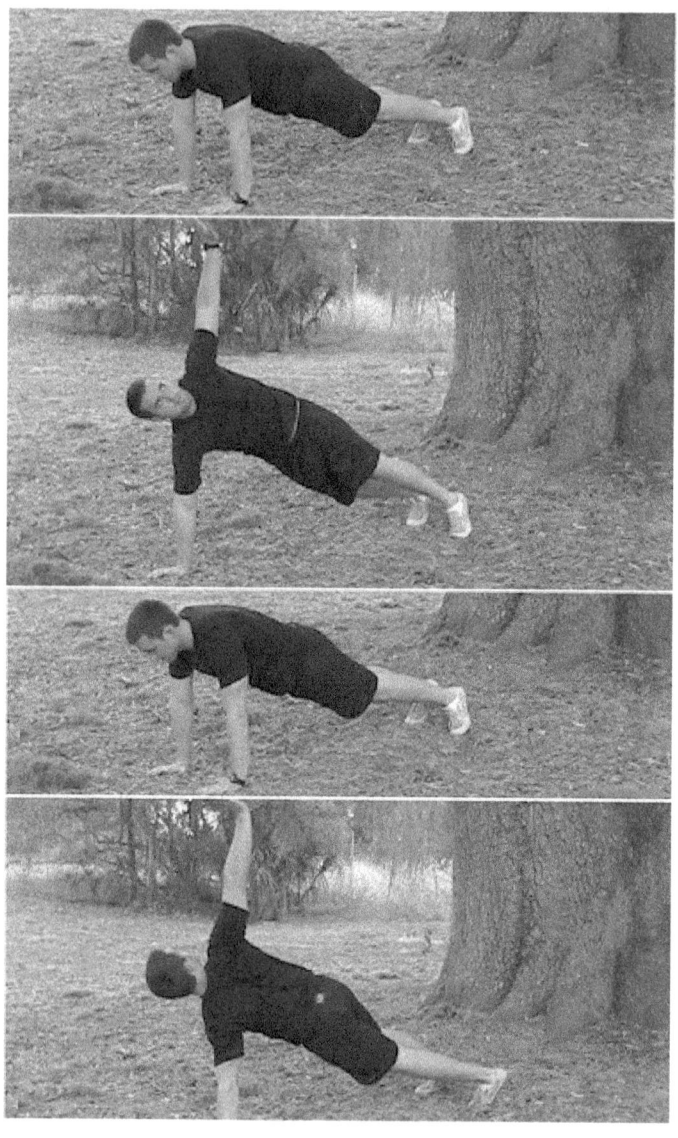

Vamos a ver una última variación para un entrenamiento excelente para el pecho, los hombros y los brazos.

Flexión de Tabla

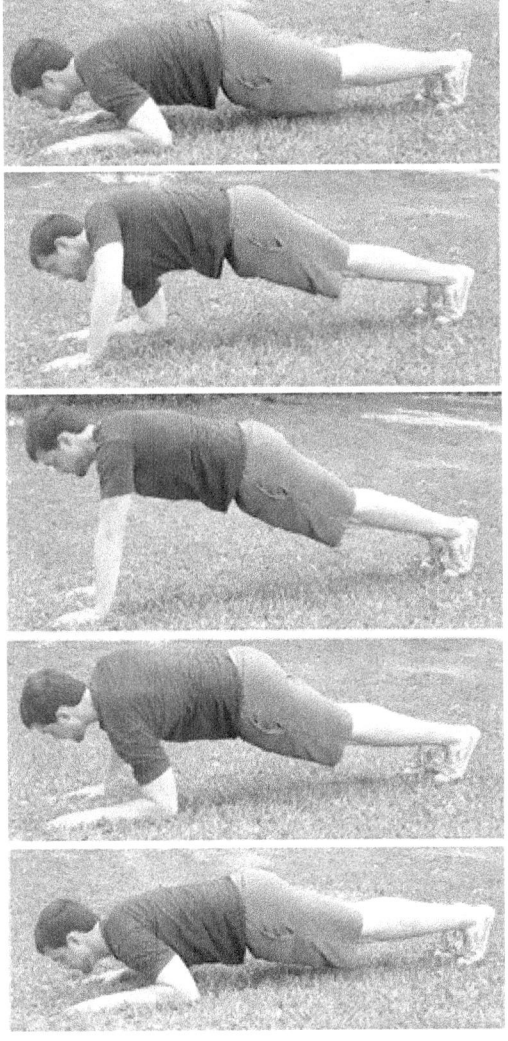

¿Recuerdas que en la primera versión de la tabla hablamos de que lo puedes hacer con las manos o con los antebrazos? En esta variación, vas a empezar con los antebrazos. Luego te empujas hacia arriba con las manos, una mano cada vez. Una vez que estés en las manos, vas a bajar en los antebrazos, uno a la vez.

Un ciclo completo hacia arriba y otro hacia abajo es una repetición.

Siempre me gusta mantener el equilibrio, así que después de un ciclo completo de subir y luego bajar empezando con un brazo, te recomiendo que el próximo ciclo completo de subir y bajar empiezas con el otro brazo. Entonces si empiezas abajo en ambos brazos, y empiezas con el brazo izquierdo, subes a la izquierda, a la derecha, bajas a la izquierda, a la derecha, eso es un ciclo. El siguiente ciclo sería subir a la derecha, izquierda, bajar a la derecha, izquierda.

Si esto es confuso, haz el movimiento y presta atención a la posición de cada lado. El orden no es importante. Esto puede ser confuso, pero va a tener más sentido cuando hagas realmente el ejercicio.

Mira en las fotos cómo es mi forma en la tabla de antebrazo, esto sucede porque cuando bajas los antebrazos en el suelo desde la posición de flexiones, la colocación no es exactamente correcta. El resultado es que una o ambas de tus posiciones de tabla pueden estar un poco descolocadas, pero eso no es algo que debe preocuparte.

Experimenta un poco con la colocación de las manos, mantén los abdominales flexionados, utiliza la mejor forma que puedas, y vas a tener buenos resultados.

ASIENTO L

Este es uno de mis ejercicios abdominales favoritos, porque también enseña equilibrio y conciencia corporal y una habilidad gimnástica básica.

Como la foto indica, te vas a sentar con las piernas extendidas hacia frente y empujas con las manos en el suelo para levantarte, de tal forma que estás apoyando todo el peso en las manos.

Es más fácil decirlo que hacerlo, pero una vez que te fijes en algunos detalles vas a poder hacerlo.

El primer detalle importante es la colocación de las manos. Debes colocar las manos a ambos lados de las piernas, alrededor de la mitad del fémur, justo en el medio entre la rodilla y el trasero. Así vas a empezar en forma correcta para mantener el equilibrio óptimo.

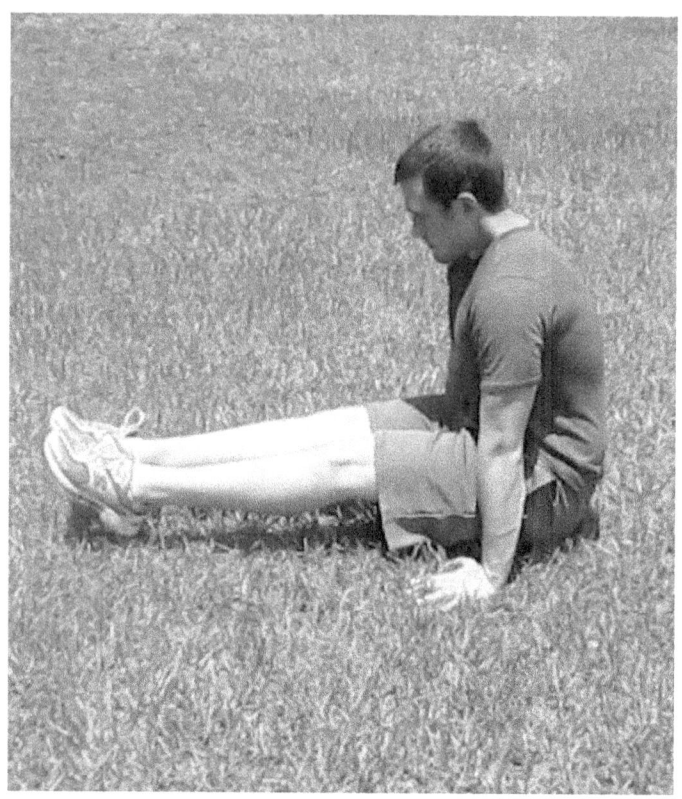

El cuerpo de cada persona es diferente, así que una vez que te acostumbras es posible que quieras mover el lugar de la colocación hacia delante o hacia atrás, pero el lugar va a estar en esta parte de la pierna.

Con las manos en ese lugar, vas a mantener las piernas extendidas hacia el frente, apunta los dedos, aprieta los músculos del estómago y presiona hacia abajo las manos. Esto nos lleva al segundo detalle importante. Con el fin de crear suficiente presión hacia las manos, vas a tener que girar conscientemente los abdominales superiores y los hombros hacia abajo mientras presionas.

Eso ayudará a dirigir la fuerza correctamente para que levantes el trasero del suelo en lugar de hacia atrás.

Al principio, sólo podrías ser capaz de levantar el trasero del suelo, mientras los pies queden abajo, como en este foto:

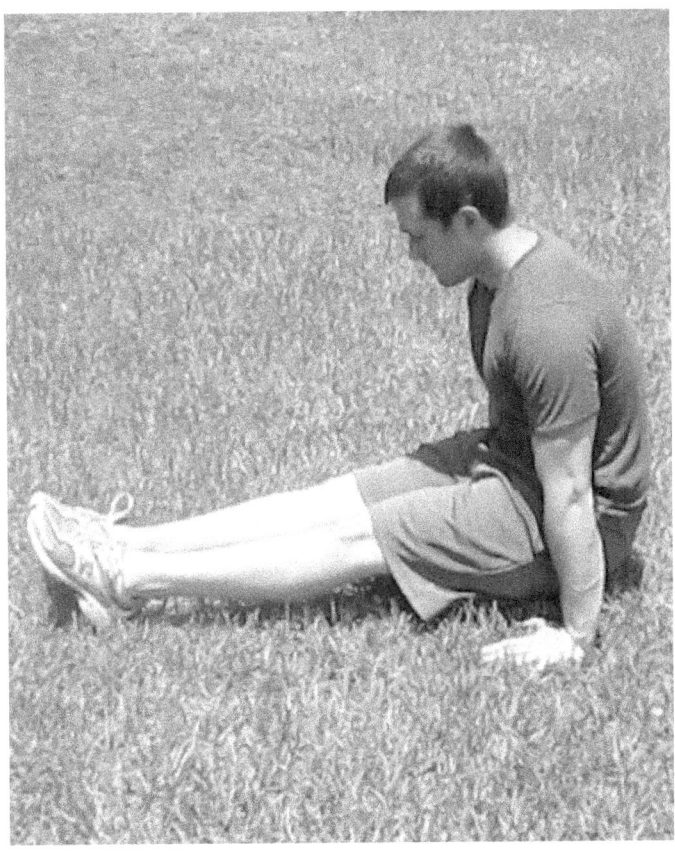

Eso está bien. Acostúmbrate a mantener esa posición por un tiempo, y una vez que estés más fuerte, tratas de levantar los pies durante unos segundos, y continúas hasta hacer el asiento L correctamente con los pies en el aire.

Mantén esta posición durante un tiempo, mantén los brazos fuertes y rectos, y los abdominales inferiores firmes, y los abdominales superiores y los hombros hacia abajo. Vas a construir fuerza en los brazos, los hombros, los abdominales, e incluso en las piernas.

L-SIT BICYCLE

Una vez que hayas dominado el Asiento L, puedes pasar a esta variación, que supone un movimiento más intenso y dinámico. Asegúrate de que estás completamente cómodo con la primera versión antes de comenzar con este.

Esencialmente, vas a comenzar en la posición L. Luego, vas a inclinarte ligeramente hacia atrás y levantar una pierna hacia el pecho, manteniendo la otra pierna recta. Luego, endereza esta pierna, y levanta la otra hacia el pecho, y así continuamente.

Tal vez no lo puedas ver claramente en la foto, pero recuerda que la única parte de tu cuerpo que toca el suelo son las manos. El trasero y las piernas están en el aire.

Al principio posiblemente sólo podrás hacer este ejercicio un par de repeticiones antes de caerte o antes de que simplemente no puedas hacerlo más, pero sigue intentando e irás progresando.

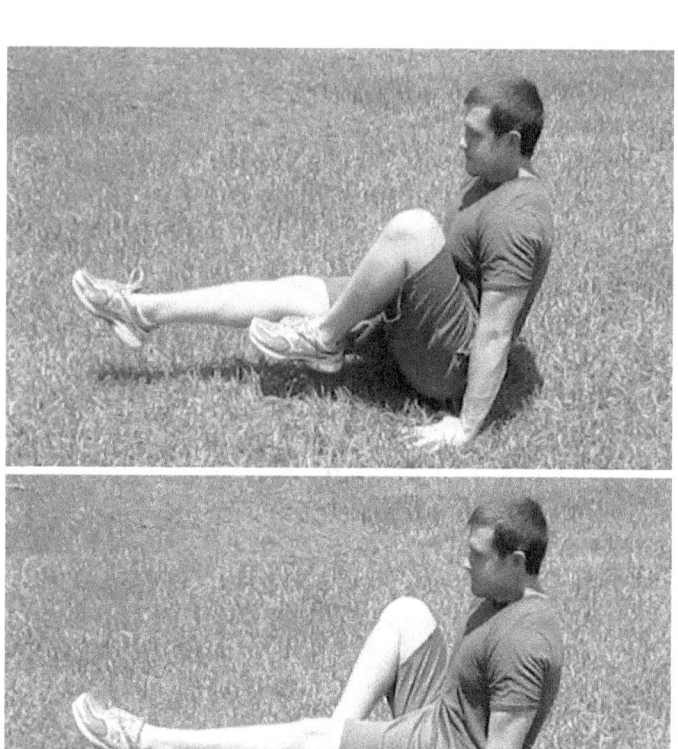

ELEVACIÓN DE PIERNAS

Hay muchas variaciones de la elevación de piernas que puedes utilizar en un entrenamiento de fortalecimiento del centro. Desafortunadamente, muchas de ellas causan molestias en la espalda baja.

Esta versión minimiza tal efecto, además ofrece una gama más realista y completa de movimientos.

Túmbate en el suelo, con los brazos extendidos y las manos, con las palmas hacia abajo. Mientras presionas hacia abajo con las manos, mantén las piernas extendidas mientras las levantas por encima de la cabeza.

Sigue levantando las piernas hasta que te sientas cómodo, hasta que toquen el suelo detrás de la cabeza. Luego devuélvelos en su posición original y repite. Recuerda que debes apoyarte en el suelo con las manos durante todo el movimiento.

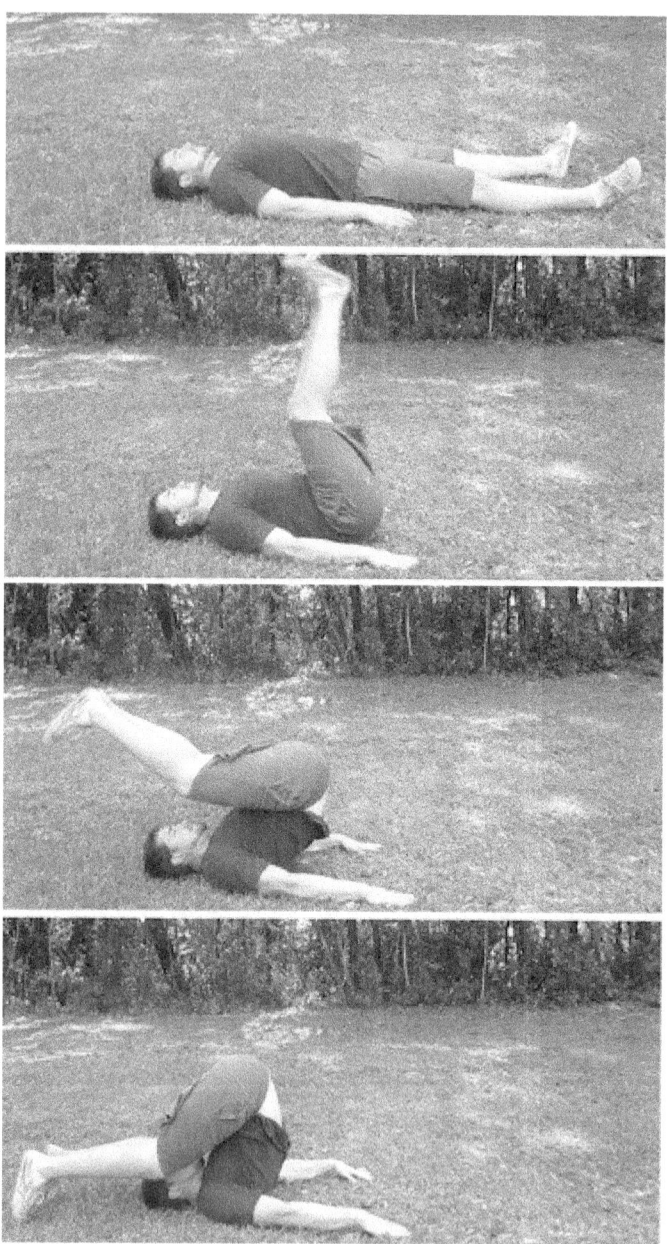

Si eso es un poco difícil, hay otra variación que puedes utilizar.

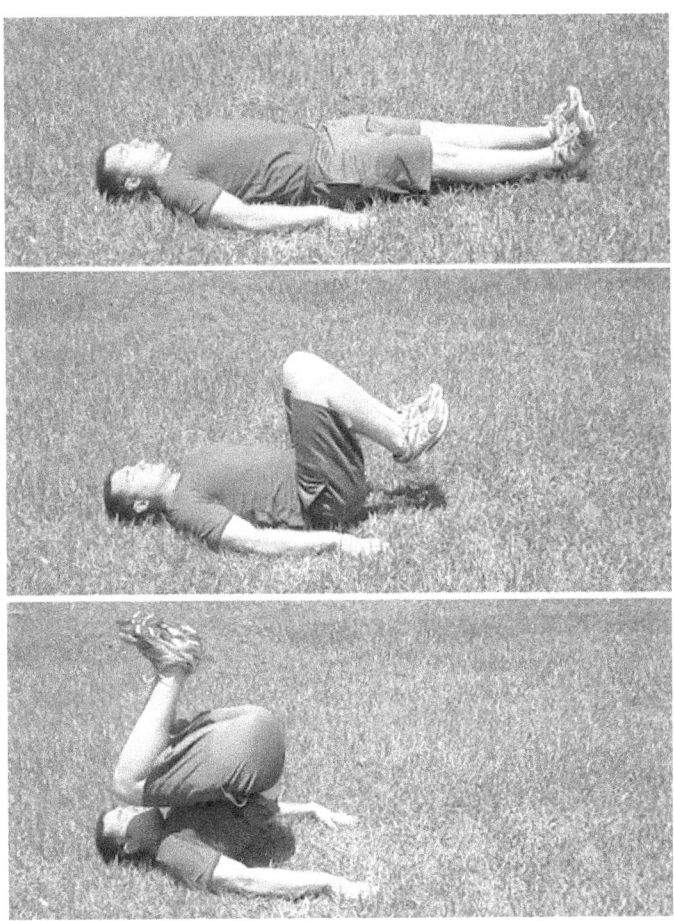

En lugar de mantener las piernas extendidas, coloca las rodillas hacia el pecho y continúa presionando con las manos, mientras subes las caderas. Como antes, sigue el movimiento hasta que te sientas cómodo, y luego vuelve a la posición original. Una vez más, recuerda presionar con las manos hacia abajo para equilibrar el peso de las piernas.

Incluso si lo deseas puedes hacer la variación más difícil, una versión en la que sacas las rodillas y con la que podrás considerar la posibilidad de intercambiar las dos variaciones en cada sesión de ejercicios, o cada tres semanas, o simplemente cuando quieras un cambio. También puedes alternar, hacer una repetición con las piernas estiradas, y una con las piernas dobladas, y así sucesivamente.

ELEVACIÓN DE PIERNAS COLGADO

Esta es otra variante de la elevación de piernas, y de hecho es uno de mis ejercicios abdominales favoritos - tal vez uno de mis ejercicios favoritos, en general.

Para este ejercicio hay que colgarse de una barra tan alta como para que las piernas no toquen el suelo. Luego, manteniendo las piernas extendidas, las levantas derechas, frente a ti, y después hacia arriba hasta que toquen la barra sobre tu cabeza.

Dependiendo de tu flexibilidad, la distancia entre las manos en la barra, y la longitud de las piernas, podrías tocar la barra con los dedos del pie o con las espinillas, eso no es importante, siempre y cuando las piernas estén rectas y la forma sea correcta.

Una vez que las piernas están a la altura de la cintura, vas a tener que empujarte adelante en la barra con las manos para conseguir la fuerza que necesitas para subir las piernas más arriba.

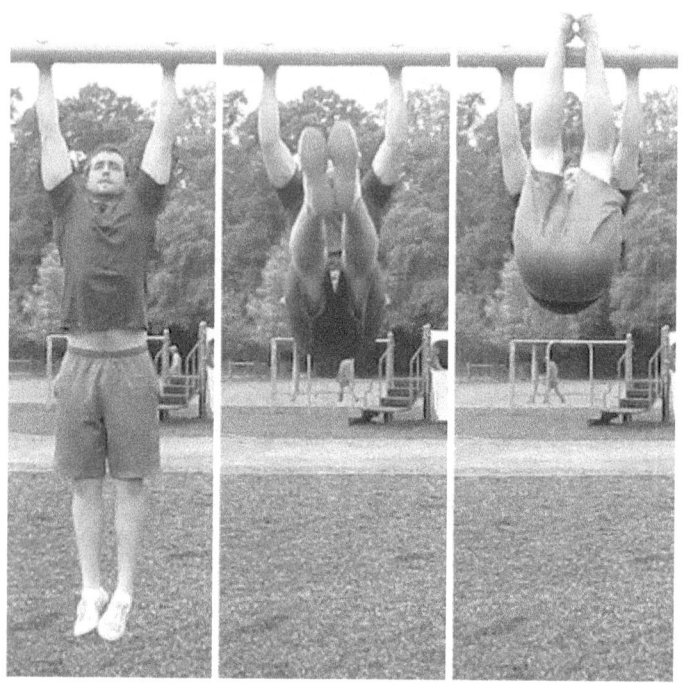

Hay otra variación que puedes hacer que es un poco más fácil. En lugar de levantar las piernas hasta arriba, sólo las levantas hasta que estén paralelos al suelo. Puedes comenzar con estas repeticiones, y luego, cuando estés un poco más fuerte, sigues trabajando hasta que lo logres.

Una vez que puedas hacer varias repeticiones, no sólo vas a sentir el entrenamiento en los músculos abdominales, sino también en los dorsales, los brazos y la parte posterior de los hombros.

ELEVACIÓN DE RODILLAS COLGADO

Este es otro de mis favoritos, ya que añade un buen entrenamiento de la parte superior del cuerpo y muy buen ejercicio abdominal. Esencialmente, te vas a colgar de una barra, metes las rodillas hacia el pecho, y luego giras las caderas hacia arriba hasta que tus pies toquen la barra para completar todo el movimiento.

La primera parte de este movimiento es levantar las rodillas al pecho. Inhala profundamente, y al exhalar levantas tus rodillas en esta posición. Luego, en un movimiento fluido (y con las rodillas dobladas), sigue presionando con las manos y levantando las caderas hasta que tu cuerpo gire hacia atrás, y la parte superior de los pies toque la barra.

Luego, bájate de forma controlada y haz el ejercicio al revés, y repítelo.

Es posible que este ejercicio sea difícil al principio. Si es así, comienza sólo con la primera parte del movimiento, donde levantas las rodillas y las metes al pecho.

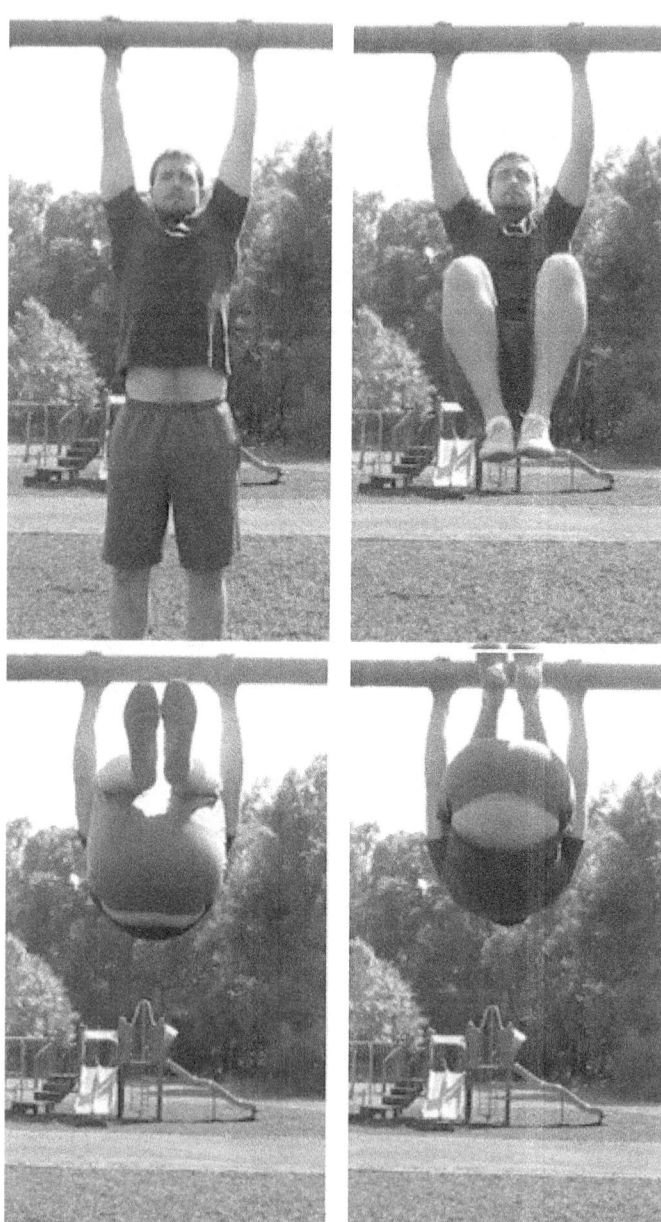

Una vez que te sientas cómodo con esto, acostúmbrate a la rotación. Cuando empiezas a levantar las caderas, inclínate un poco hacia atrás y empuja las manos hacia adelante. Lo mejor es concentrarte en levantar las caderas hacia arriba y levantar los pies hacia la barra.

Al principio, deberás levantarte sólo un poco para asegurarte de que puedes hacer el ejercicio. A medida que estés seguro de ti mismo, levántate más, hasta que la parte superior de los pies toquen la barra. Luego baja de la misma forma.

En este ejercicio hay que colgarte boca abajo de la barra, así que tómalo con calma y no hagas nada que no te resulte cómodo. Si no te sientes cómodo colgando boca abajo, no hagas este ejercicio.

FLEXIONES DE BRAZOS EXTENDIDOS

Este es otro gran ejercicio, tanto para el abdomen como para el pecho, las piernas, los dorsales y los tríceps. Es bastante intensivo, y sin duda vas a necesitar tiempo para sentirte cómodo con él, pero merece la pena.

Comienza este ejercicio acostado boca abajo en el suelo. Pon los dedos de los pies en el suelo y las manos al frente de la cabeza con los codos ligeramente doblados.

Luego, flexiona los músculos abdominales y la espalda baja, mantén las piernas firmemente extendidos, y presiona las manos con fuerza en el suelo. Con un poco de suerte podrás levantarte del suelo.

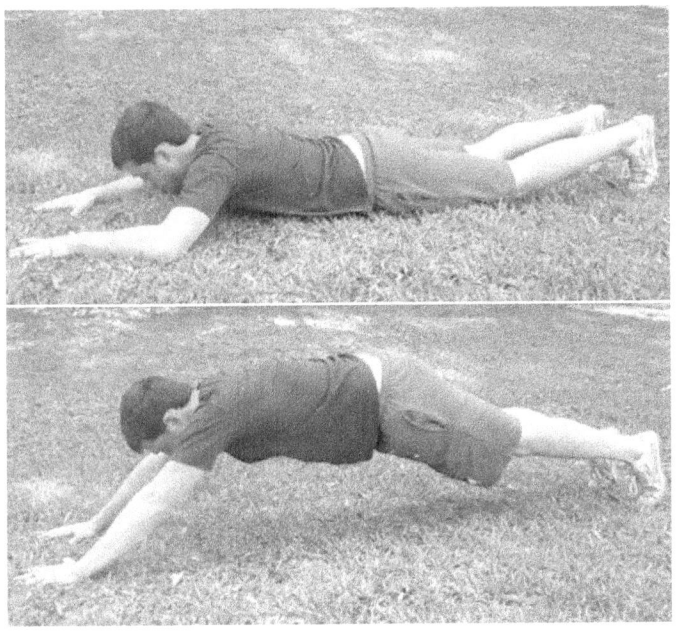

Si no puedes realizar este ejercicio como se ha descrito, también puedes hacer exactamente lo mismo, pero con las rodillas planteadas en el suelo, en lugar de los pies.

Esta manera es mucho más fácil, así que te dará la oportunidad para sentirte más cómodo con el movimiento en general, y también te dará la oportunidad para fortalecerte y finalmente poder hacer la versión original del ejercicio.

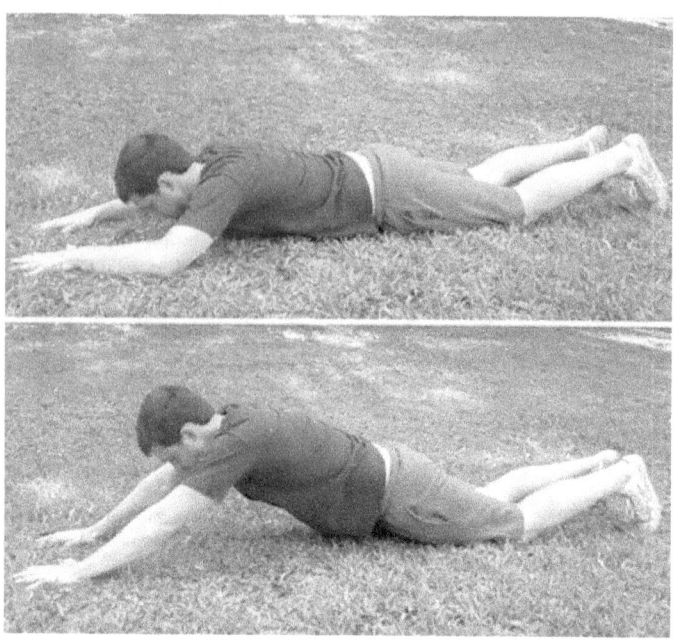

RODILLAS ARRIBA

Este ejercicio imprime un cambio al ritmo cardiaco y trabaja los flexores de la cadera, los oblicuos y los abdominales inferiores. Puedes hacer regularmente de 1 a 3 series de repeticiones altas y conseguirás resultados excelentes.

Colócate derecho, con las manos a los lados y los pies separados a la altura de los hombros. Primero, llevas una rodilla a la altura del pecho, y luego la bajas, luego levantas la otra rodilla a la misma altura, y luego la bajas.

Trata de levantar la rodilla tan alto como puedas, y mientras, contrae los músculos abdominales de la misma forma que tu cuerpo. Asegúrate de conseguir un movimiento similar en cada lado de tu cuerpo, y ten en cuenta que una repetición es la elevación de una rodilla, y luego la otra.

Encuentra un ritmo, dentro de una caminata y un recorrido, y haz repeticiones altas para mejores resultados.

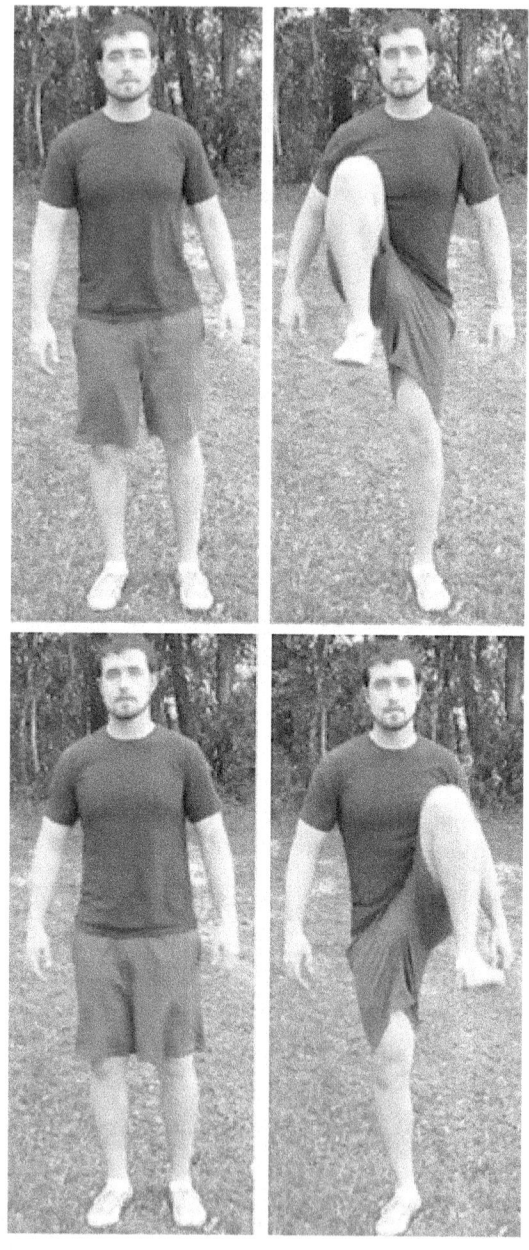

Esto puede servir para dos propósitos, uno es hacer ejercicios cardiovasculares ligeros o medios, que quemarán la grasa que puedes tener en los abdominales, el otro son ejercicios abdominales moderados, que darán forma a los músculos abdominales y mejorarán su fuerza.

SALTOS CON RODILLAS ARRIBA

Vamos a tomar el mismo concepto básico del ejercicio anterior y cambiar algunas cosas para que sea mucho más intenso.

Para los saltos con rodillas arriba, te agachas, y luego brincas directamente hacia arriba. Al subir, llevas ambas rodillas al pecho, así que en el punto más alto de tu salto, ambas deben estar completamente encajadas en el pecho.

Luego, estiras las piernas, bajas, y repites el salto hasta que estés cansado.

Esto es un gran entrenamiento cardiovascular para el cuerpo inferior, gracias a la combinación de ejercitar tanto las piernas como los abdominales. Además, es beneficioso para las flexiones de la cadera y los abdominales inferiores. Eso significa que quemarás grasa y tonificarás y fortalecerás los músculos abdominales al mismo tiempo.

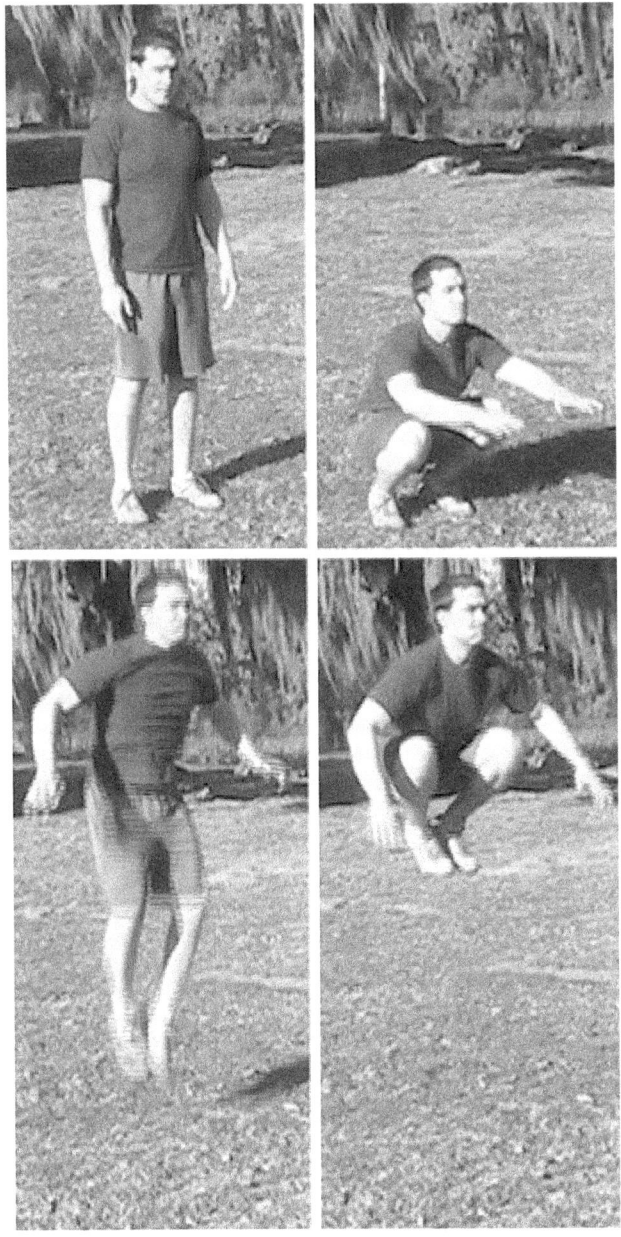

Una observación rápida: puedes hacer este ejercicio con una sentadilla completa y un salto (como muestra la imagen, en cuclillas completas con el trasero en los tobillos); o lo puedes hacer con un cuarto de sentadilla y un salto (en cuclillas que te permita poder doblar las piernas para que te impulses y puedas realizar el ejercicio).

Obviamente, los saltos de sentadillas completas involucran más a la parte inferior del cuerpo, pero es probable que puedas hacer los saltos de cuartos de sentadilla a una velocidad más rápida, lo que podría elevar más tu ritmo cardiaco. Hay beneficios de ambas formas. Lo que tu prefieras.

También puedes mezclar los dos en un entrenamiento, o quedarte con uno para un par de semanas, y luego cambiar a la otra forma para variar.

NIDO DE PÁJARO

Muchos de los ejercicios básicos que haces para el centro, implican que de alguna forma te coloques hacia adelante como una bola. Esto es un estiramiento excelente, ya que también haces exactamente la posición contraria. Vamos a verlo.

En este estiramiento, empiezas acostado boca abajo en el suelo. Luego, con una mano agarras el tobillo correspondiente, y luego con la otra mano agarras el otro tobillo.

Una vez que hayas hecho esto, podrás realizar el estiramiento levantando los hombros, tirando hacia adelante con las manos, y extendiendo las piernas.

Mantén esta posición por unos diez segundos. Eso te dará un estiramiento excelente en todo el abdomen, a través de las flexiones de la cadera y de los cuádriceps.

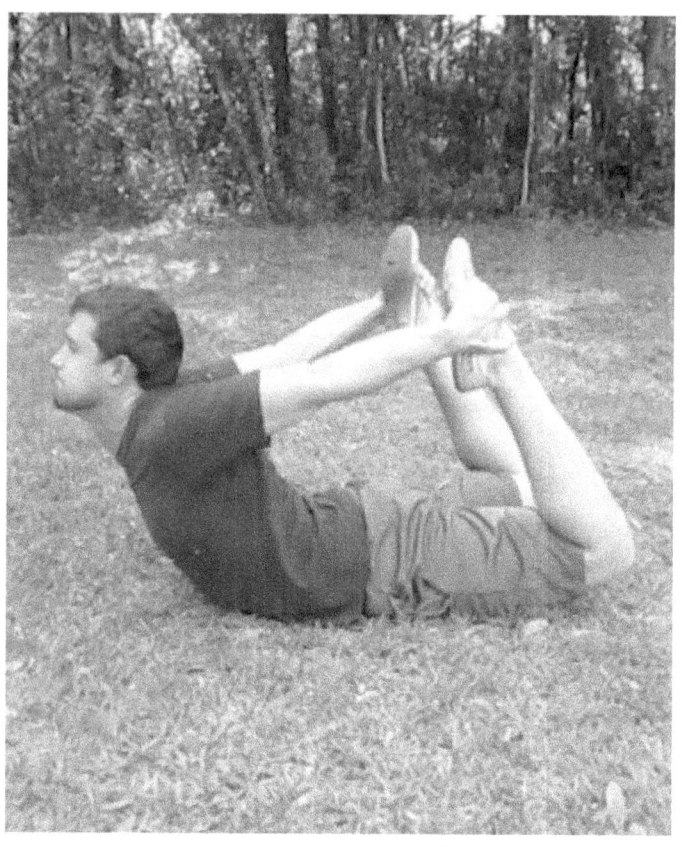

FLEXIONES ISOMÉTRICAS

Uno de los ejercicios abdominales menos reconocidos es la flexión isométrica. Este es posiblemente el ejercicio más conveniente porque lo puedes hacer literalmente en cualquier lugar y en casi cualquier situación- en casa, en el trabajo, en el autobús, en cualquier lugar.

Es bastante sencillo, aunque vamos a ver algunos aspectos diferentes del ejercicio y hablar de algunos puntos más finos.

En cuanto al ejercicio, debes inhalar profundamente y luego exhalar lentamente y por completo, mientras flexionas los músculos del estómago.

Como es el caso con muchos ejercicios, si pones atención al detalle y a la buena forma de hacerlo, vas a obtener resultados mucho mejores, ¡así que tomate tu tiempo para hacerlo bien!

Cuando inhalas, mantén los músculos ligeramente flexionados. Pero cuando exhalas lentamente, apriétalos bien. Cuanto más exhales, más debes apretar los músculos.

Además, concéntrate en flexionar la parte superior e inferior y el centro y los lados del abdomen. Conscientemente usa cada área en la medida que continúas exhalando y apretando. Luego, suelta un poco, inhala profundamente y repite.

Este simple ejercicio puede hacerte mucho bien, y lo puedes modificar fácilmente de varias maneras. Vamos a ver algunas de estas modificaciones.

Flexiones mientras estás sentado

Esto es bastante auto-explicativo, y sólo quiero llamar la atención de la versatilidad del ejercicio.

Como el nombre implica, este ejercicio lo puedes hacer sentado - aunque debes hacer tu máximo esfuerzo para mantener una buena postura (y en general) para obtener los mejores resultados.

Imagínate - además puedes hacer abdominales mientras conduces un coche, vas en autobús, cuando estás en la escuela o en una reunión, ves la televisión o durante una película. Lo puedes hacer en casi cualquier lugar, y realmente funciona. Entonces, utilízalo.

Flexiones mientras estás parado

En el mismo sentido, también lo puedes hacer mientras estás de pie en muchas situaciones diferentes. Puedes estar esperando en la fila, de pie en el metro, o haciendo casi cualquier cosa, y puedes estar trabajando en la respiración, la postura y el desarrollo abdominal al mismo tiempo.

Flexiones colgado

Este ejercicio es más interesante, aunque un poco menos conveniente. Lo puedes hacer colgando de una barra – al estirar tu cuerpo colocas tu abdomen en una posición ligeramente diferente, y la variedad casi siempre es algo bueno en la rutina de ejercicios.

También he añadido la variable de colgare de las manos, lo que significa que la parte superior del cuerpo, particularmente las manos y los antebrazos, también trabajan. Cuélgate en la barra, no te muevas, y sigue el mismo patrón de inhalar, exhalar y flexionar como hemos hablado anteriormente.

Flexiones caminando

No necesitas estar quieto para obtener los beneficios de la flexión isométrica. Hacer este ejercicio, con las piernas moviéndose hacia atrás y adelante, añade otra dimensión.

Caminar es una costumbre excelente para realizar todos los días, y este ejercicio es una forma significativa de quemar grasa sin añadir mucho tiempo. Caminar es bueno porque significa obtener aire fresco y promueve la circulación, lo que es vital para la salud. Caminando respiras más profunda e intensamente, y también haces ejercicios básicos para el centro.

Si usas sólo unas partes de este libro, la sección sobre flexión isométrica debe ser una de ellas. La gente se queja de no tener tiempo suficiente para hacer ejercicio; ahora hemos hablado de varias maneras de hacer este ejercicio mientras haces otra cosa - sin tener que ir al gimnasio, sin tener que cambiar de ropa, y las personas a tu alrededor ni siquiera se dan cuenta de que están haciendo ejercicios.

Esta información es muy interesante, ¡así que asegúrate de que realmente la aprovechas!

EJERCICIOS PARA LA ESPALDA BAJA

Los dos últimos ejercicios se dirigen principalmente a la espalda baja, una parte muy importante del cuerpo que muchas personas ignoran. Esto es un error particularmente grave cuando haces muchos ejercicios para el abdomen y no haces nada para ejercitar los músculos complementarios de la espalda baja.

No es casualidad que muchas personas también sufran por la mala postura y el dolor de espalda a medida que envejecen, por eso quiero incluir este tipo de ejercicios en nuestro entrenamiento.

Aunque muchos ejercicios incorporan la espalda baja (en la misma manera que muchos incorporan los músculos abdominales), es bueno tener un par de ejercicios regulares como estos, que trabajan de forma más directa. El uso de éstos en tu rutina regular te ayudará a equilibrar todo el trabajo del abdominal que estás haciendo, desarrollando una espalda baja fuerte, saludable y libre de dolor.

Vamos a verlos.

SUPERHOMBRE

Este es un ejercicio excelente para una parte del centro que muchas veces se descuida – la espalda baja.

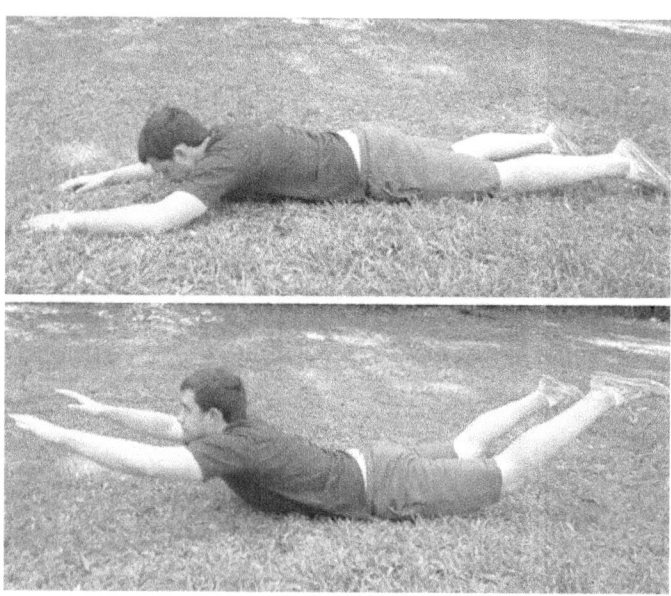

Acuéstate boca abajo en el suelo, con las piernas estiradas y las manos con las palmas hacia abajo en el suelo en frente de la cabeza. Luego, manteniendo los brazos y las piernas relativamente rectas, levanta las piernas, así como los brazos y el pecho.

Puedes mantener esta posición por un tiempo, y también puedes hacer repeticiones. Se concentrará en la espalda baja, pero también trabaja la espalda superior, los hombros, los glúteos y los isquiotibiales.

Si es un poco difícil, hay otra variante que podría resultar un poco más fácil.

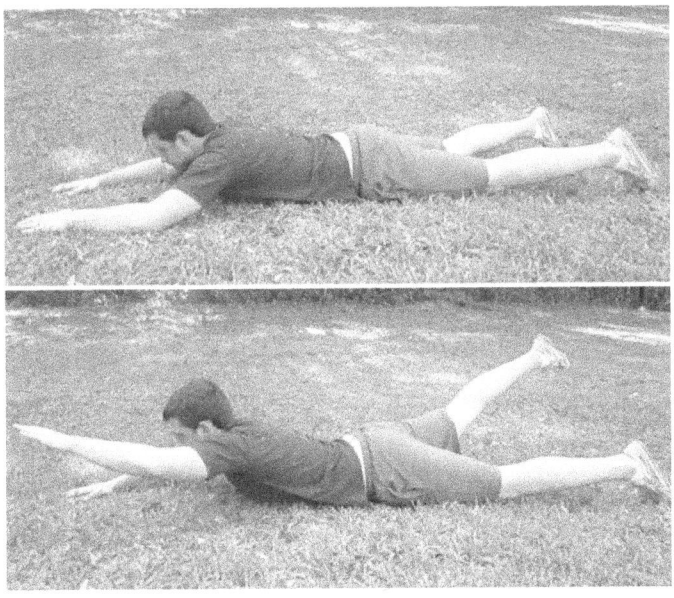

En esta variante, en vez de levantar los brazos y las piernas al mismo tiempo, alternas levantando brazos y piernas en forma opuesta. Por ejemplo: levantas el brazo izquierdo y la pierna derecha, luego los bajas y levantas el brazo derecho y la pierna izquierda, y así sucesivamente. Al levantar un brazo y una pierna, utilizas el otro brazo y la otra pierna para fortalecerte en el suelo.

Una vez que estés cómodo con esto, puedes pasar a la versión normal, donde se levantan ambas piernas, el pecho y los brazos todos juntos.

PUENTE DE LUCHADOR

Si has leído mis otros libros, es posible que ya sepas que cada vez que escribo sobre un entrenamiento completo del cuerpo o un entrenamiento del centro, tengo que incluir el puente del luchador. A pesar de que este ejercicio no trabaja directamente los músculos del abdomen, podría ser el mejor ejercicio que hay para la espalda baja, y creo que probablemente es el ejercicio mejor y más completo que hay, ya que incorpora el cuello, los hombros y también la parte inferior del cuerpo.

A lo mejor no conoces este ejercicio, y en este caso puede parecerte extraño e intimidante. No te preocupes. Vamos con calma.

Vamos a ver dos versiones diferentes. La primera es un poco más fácil y será mejor para los principiantes, y la segunda es el puente luchador completo. Vamos a ver la primera.

Puente Parte I

Es un poco difícil de describir sin ayudas visuales, así que primero vamos a ver algunas fotos.

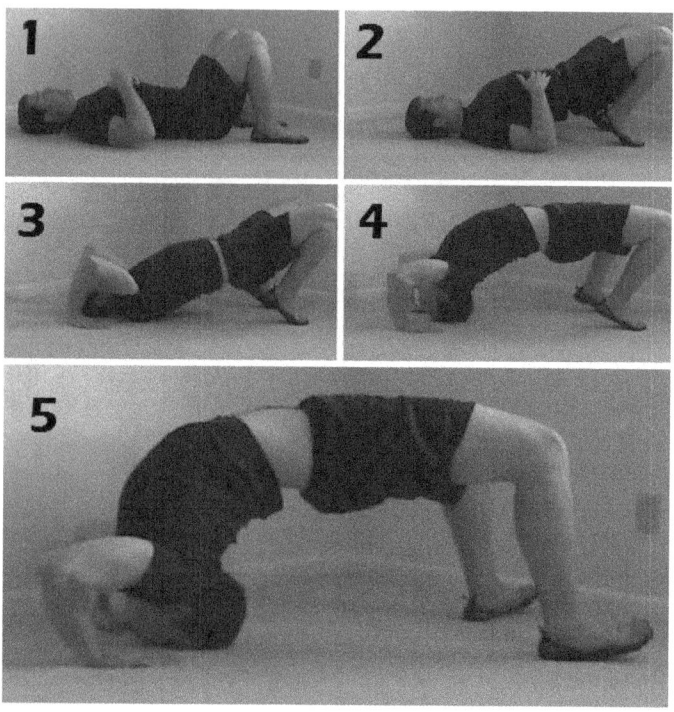

Como puedes ver, te acuestas en la espalda y subes los talones cerca del trasero.

Luego, te subes un poco en los pies hasta que el trasero no toca el suelo y tu peso está en los pies, la cabeza y los hombros.

A continuación, coloca las manos en el suelo a ambos lados de la cabeza, levanta la cabeza, y luego coloca la parte superior de la cabeza en el suelo para que el peso esté en los pies, la cabeza y las manos.

En esta posición, trata de empujar las caderas hacia arriba para que el cuerpo produzca una especie de "U" a revés. Además, trata de rodar lentamente hacia delante para que tu peso se mueva desde la parte superior de la cabeza hasta la frente, e incluso hasta la nariz. Estas dos acciones te darán la mayor parte del fortalecimiento y el estiramiento de la espalda baja, la espalda superior y el cuello.

Ahora vamos a ver la siguiente versión, que es el puente de luchador completo.

Puente Parte II

Este ejercicio es muy similar a la versión anterior, pero ahora vas a hacer la última parte sin ningún tipo de apoyo de las manos.

Cuando trabajas en la primera versión del puente (con el uso de las manos para apoyarte), tu objetivo es mantener en esa posición con cada vez más peso soportado por la cabeza, y cada vez menos peso soportado por las manos. Hazlo simplemente presionando conscientemente menos con las manos para que tu cabeza cargue el peso.

Después de haber hecho la primera versión un par de veces y que empieces a sentirte cómodo, trata de levantar las manos lentamente del suelo. Si eres capaz de hacer eso, cruza los brazos sobre el pecho y mantén esa posición durante todo el tiempo que te sientas cómodo.

Aunque te hayas acostumbrado a la versión más sencilla del puente, con tu peso en la frente o cerca de la nariz y puedas hacer eso con las manos en el suelo, la primera vez que levantas las manos, probablemente quieras tener el peso más cerca de la parte superior de su cabeza, porque ahí te sientes más fuerte.

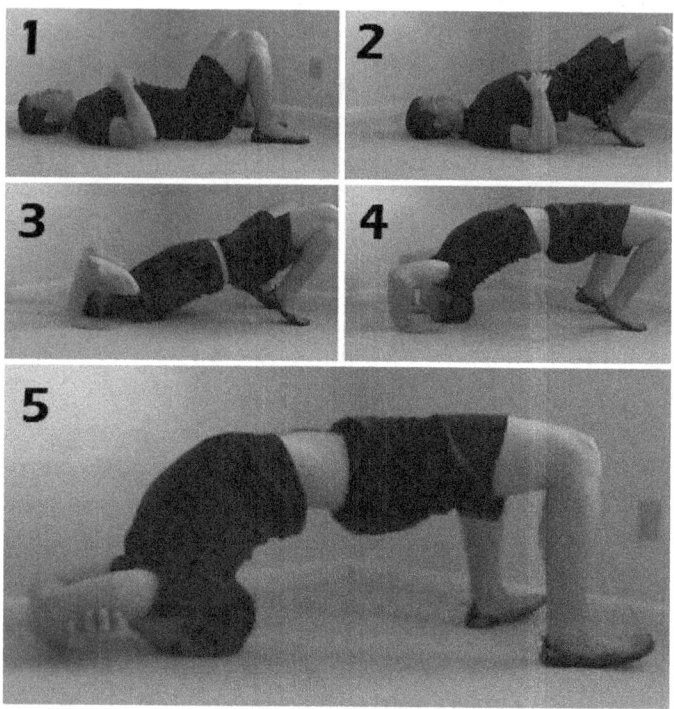

Tu objetivo final es colocar tu peso en la frente y luego en la nariz, pero por ahora sólo concéntrate en hacer lo que hay que hacer para mantener el puente sin las manos en el suelo.

Si en inicio sólo puedes mantener la posición por sólo unos segundos, eso está muy bien, porque apenas estás empezando. A partir de ahí, ponte cómodo sosteniendo la posición por cinco o diez segundos, luego 20 o 30 segundos, luego un minuto o más.

A medida que aumentas el tiempo que puedes sostener el puente, también tienes que seguir flexionando el trasero y subir más las caderas y rodar más hacia adelante en la cabeza. Si puedes hacer el puente hasta la nariz, sostenlo durante dos o tres minutos o más que lo estás haciendo muy bien.

Una vez más, sé que esto es un ejercicio inusual, pero tómate tu tiempo, poco a poco, y sólo muévete hacia adelante cuando te sientas cómodo. Te sorprenderás de lo que puedes hacer.

HAZLO PARTE DE TU RUTINA

Entonces, ahora ya conoces un conjunto completo de ejercicios abdominales. El siguiente tema del que debemos hablar es cómo encajarlos en tu rutina de ejercicios.

Hay muchas maneras de hacer esto, pero primero vamos a abarcar el aspecto más importante de este tema: el equilibrio.

La mayoría de la gente se concentra en los ejercicios abdominales, o en el desarrollo del paquete seis, o algo por el estilo. Sin embargo, debes tener cuidado de ejercitar la espalda baja también, por el bien del equilibrio de tu cuerpo.

En pocas palabras, los músculos del abdominal y de la espalda trabajan juntos en una gran cantidad de movimientos comunes, y si uno de los dos grupos está mucho más desarrollado que el otro, aumenta la probabilidad de lesiones, mala postura, dolor de espalda, y otros problemas.

No es cierto que tengas que dedicar exactamente la misma cantidad de tiempo en cada parte, sólo que tienes que hacer ejercicios de la espalda baja más o menos con la misma frecuencia que haces ejercicios abdominales.

Probablemente existen mucho más ejercicios abdominales que ejercicios para la espalda baja. Esto también es así en este libro. Pero hay dos ejercicios excelentes que has aprendido que se dirigen principalmente a la espalda: el puente de luchador y el superhombre.

Como dije antes, realmente creo que el puente de luchador es uno de los mejores ejercicios que hay. A mí me gustaría hacerlo una vez al día, durante todo el tiempo que pueda sostenerlo cómodamente, alrededor de 5 a 7 veces por semana.

Eso no sólo te da mucha fuerza en la espalda baja, pero el superhombre (cualquier versión, o ambos) también es un ejercicio excelente que debes incorporar a tu rutina regular de ejercicios.

El otro tipo de equilibrio, que también es muy importante, pero un poco más obvio, es el equilibrio de la izquierda a la derecha. Básicamente, si pasas un tiempo determinado ejercitando un lado, debes pasar la misma cantidad en el otro lado, y las repeticiones y series en ambos lados deben ser iguales.

Algunos saben bastante bien cómo construir una rutina de ejercicios. Si te sientes cómodo y seguro de que sabes cómo hacerlo, hazlo.

Aquí sigue una explicación para aquellos de ustedes que no lo saben:

En primer lugar, ten en cuenta el equilibrio de que acabamos de hablar. La mayor parte son ejercicios abdominales, pero no olvides hacer ejercicios para la espalda baja también.

En segundo lugar, escoge algunos ejercicios. Puedes hacer todos los ejercicios de este libro, o puedes escoger algunos que te parecen interesantes, e incorporar los otros después (asegúrate de intentar todos, para no perder un potencial favorito).

A continuación, averigua cuándo hacerlos.

Para mantener las cosas de forma sencilla, vamos a separar estos ejercicios en dos grupos principales: los ejercicios que puedes hacer en diez o más repeticiones a la vez, y los ejercicios de que no puedes hacer diez repeticiones a la vez.

Si no puedes hacer 10 repeticiones de un determinado ejercicio abdominal en forma adecuada, debes tratarlo como si fuera cualquier otro ejercicio difícil. Haz de 3 a 5 series de unas 4 a 8 repeticiones (lo que puedas) alrededor de 2 a 4 veces por semana, con un minuto o dos de descanso entre cada serie.

Para los ejercicios más difíciles debes hacer más series y menos repeticiones (ya que no puedes hacer tantas repeticiones a la vez) y en la mayoría de los casos necesitas al menos un día completo de recuperación después del entrenamiento. Ellos te ayudarán a desarrollar fuerza abdominal verdadera y probablemente aumenten también el tamaño de los músculos abdominales.

Los otros ejercicios son más fáciles. Puedes aguantarlos por más tiempo, o puedes hacer más repeticiones (siempre más de 10). Debes hacer de 1 a 3 series de repeticiones de 4 a 6 veces por semana. Como son menos intensos, necesitas hacer más de ellos y más a menudo para sentir los beneficios, pero a cambio te ayudarán a construir músculos abdominales tonificados y sin grasa.

Siempre me gusta señalar que una buena rutina que sigas es infinitamente mejor que una rutina perfecta que no sigues. Con esto en la mente, ten en cuenta que estas no son reglas duras y rápidas, pero sí orientaciones generales. Si necesitas modificarlos un poco para crear una rutina de ejercicios que puedas seguir, no hay problema en absoluto, siempre y cuando sea un reto y no te hagas lesiones, todo está bien.

Cuando se trata de establecer una rutina de abdominales, la mayoría de la gente probablemente recoge los ejercicios que les gustan y hace uno atrás el otro; tres, cuatro, o cinco veces por semana.

Eso está bien. Sólo quiero explicarte algo para que no te confundas cuando pienses que algunos ejercicios parecen demasiado fáciles o demasiado duros; los diferentes ejercicios requieren diferentes tiempos de recuperación, y por eso quizás es mejor hacer algunos ajustes con ciertos ejercicios.

Tal vez la mejor forma para esta rutina es hacer súper series. Aquí viene una explicación si no sabes lo que significa.

Digamos que estás haciendo tres ejercicios, para no complicarlo. En vez de hacer una serie de ejercicios #1, descansar, otra serie, descansar, etc. hasta que termines, luego lo mismo con ejercicios # 2 y #3, también puedes hacer 'súper series'. Esto significa hacer una serie de ejercicios # 1, después una serie de ejercicios # 2, después una serie de ejercicios # 3, etcétera, hasta que termines, con muy poco o ningún descanso entre los ejercicios.

Para hacer esto un poco más concreto, vamos a escoger tres ejemplos de ejercicios básicos: la tabla, la elevación de pierna, y el superhombre. En este ejemplo, podrías hacer:

Tabla: 30 segundos

Elevación de pierna: 10 repeticiones

Superhombre: 15 repeticiones

Podrías hacer esos tres ejercicios, el uno atrás del otro, y empezar de nuevo en el primer ejercicio (la tabla) tan pronto como hayas terminado el último (superhombre). También podrías hacer toda la serie de 3 a 5 veces para completar tu entrenamiento abdominal.

Ahora, ten en cuenta que esto es sólo un ejemplo. Puede ser muy fácil para algunas personas, y podrías escoger más ejercicios una vez que te sientas cómodo con ellos, tal vez de 4 a 6.

Esta forma – hacer súper series de ejercicios en lugar de hacer uno con descansos entre ellos- lleva mucho menos tiempo y es, obviamente, mucho más intenso. También vas a tener mejores resultados en menos tiempo.

Como es intenso, debes ir con calma y siempre avanzar con pequeños pasos para que sepas que estás físicamente preparado para lo que vas a hacer. Comienza con un menor número de ejercicios, menos series, menos repeticiones, y una vez que te sientas cómodo, puedes aumentar hasta que tengas un buen entrenamiento.

Cuando comienzas a hacer una nueva serie de ejercicios, tu cuerpo normalmente responderá positivamente, y lo considera un reto. Pero tu cuerpo se adaptará, y te vas a poner más fuerte.

Tu tienes que adaptarte también, y seguir desafiándote. Trata diferentes variaciones. Aumenta las repeticiones y las series. Cada par de semanas, deja de hacer algunos ejercicios, y añade algunos nuevos. Después mezcla los ejercicios nuevamente.

Haces ejercicios para tener más fuerza y mejor salud, independientemente de que estés o no estés concentrándote en el abdomen. El éxito a largo plazo depende de la variedad y del proceso de desafiarte. Mantente al tanto de las cosas. Cuando consigues más fuerza y esto se te hace muy fácil, encuentra nuevas formas para trabajar más duro.

¿QUÉ OTRAS FORMAS HAY PARA TRABAJAR EL CENTRO?

Este libro trata muchas maneras diferentes para ejercitar el abdomen entero, así como la espalda baja. Muchos de estos ejercicios también afectan otras áreas del cuerpo.

Eso es lógico, porque el cuerpo está diseñado para funcionar como unidad. A muchas personas les gusta aislar un determinado grupo de músculos cuando hacen ejercicios, sobre todo cuando sus objetivos tienen más que ver con el aspecto físico y menos con la fuerza.

Esto puede resultar en músculos súper desarrollados en un área, y músculos subdesarrollados en otra, y cuando estos dos grupos de músculos tratan de trabajar juntos, puedes lesionar algo y lastimarte.

De todos modos, al igual que los ejercicios en este libro trabajan algo más que sólo el centro, un buen entrenamiento para el resto del cuerpo trabaja también el centro. De hecho, muchos ejercicios afectarán al centro en algún nivel:

—Flexiones, pueden ser unos ejercicios abdominales excelentes (después de todo, durante todo el tiempo mantienes una tabla).

—Tracciones en barra fija también afectan a los abdominales.

—Sentadillas trabajan la espalda baja.

—Muchos deportes te dan un entrenamiento excelente para el centro, porque tienen lugar en un ambiente dinámico y tu centro debe trabajar para que pueda crear estabilidad para el cuerpo mientras está jugando.

Ya puedes ver el patrón. Es importante que no sólo te fijes en los ejercicios de este libro, o en otros ejercicios abdominales, y no creas que son los únicos que trabajan el centro.

Al hacer otros ejercicios, tómate el tiempo y nota el papel que los abdominales y la espalda baja juegan en lo que estás haciendo. Cuando conscientemente te das cuenta cómo esos músculos están ayudando en lo que estás haciendo, les das la oportunidad de participar más activamente. Esto tiene la doble ventaja: mejorar este movimiento y fortalecer más el centro.

CONSTRUIR LOS ABDOMINALES QUE QUIERES

Hacer ejercicios para el centro es muy importante si quieres estar tan fuerte como te sea posible. Realmente no puedes hacer algo que requiera fuerza verdadera si tu propio cuerpo no es estable, y son los músculos abdominales y los músculos de la espalda baja los que te proporcionan la mayor parte de esa estabilidad.

Entonces, para estar lo más fuerte que puedas, debes asegurarte que la fuerza del centro está distribuida igual en el resto de tu cuerpo, así que podrás utilizar la fuerza que estás desarrollando en el mundo real.

Después de haber dicho todo eso, para la mayoría de la gente la razón principal para hacer ejercicios abdominales es verse mejor. Aunque siempre me gusta defender que el primer objetivo debe ser la salud y la fuerza, y el segundo objetivo tener un aspecto físico mejor, puedo entender el deseo de tener un estómago que se ve bien a diferencia de una tripa grande sin tono muscular.

Con esto en mente, tenemos que poner unas cosas en claro. Hay una serie de cosas que puedes hacer que tendrán un impacto en la apariencia de tu estómago y de tus músculos abdominales, y vale la pena comprobarlos uno por uno, para que puedas decidir cual es lo mejor para ti.

Ejercicios abdominales intensivos

Cuando trabajas los bíceps, el pecho, o el trasero, esperas que se hagan más grandes, ¿no? Bueno, lo mismo sucede cuando trabajas los músculos abdominales. Aunque muchas personas tienen el objetivo de reducir la cintura, pocos se dan cuenta de que ejercicio abdominal realmente intenso normalmente aumenta el tamaño del abdomen, simplemente por el desarrollo y la ampliación de los músculos abdominales.

Estamos hablando en este caso de ejercicios abdominales más intensivos - como cuando te concentras en un grupo muscular y lo trabajas duro un par de veces por semana y luego le das un par de días para dejarlo recuperar. Vas a construir fuerza y tamaño.

Al mismo tiempo, el ejercicio ayuda a quemar grasa, así que si estás haciendo suficiente ejercicio, también vas a perder la grasa que cubre los músculos, y vas a comenzar a desarrollar el abdomen delgado, con abdominales visibles, que muchas personas están buscando. Entonces, los músculos pueden aumentar de tamaño, pero la grasa sobre ellos disminuye, con una reducción general en el tamaño del estómago.

Por supuesto, todo esto depende del desarrollo de los abdominales que ya tienes, y de la cantidad de peso que tienes que perder. Vamos a ver la situación siguiente.

Ejercicios Abdominales Ligeros

Esta categoría es una rutina de altas repeticiones que podrías hacer casi todos los días. En este caso, los músculos abdominales están desarrollados, pero adquieren más tono y menos tamaño. Esto probablemente es lo que la mayoría de la gente está buscando cuando hacen una rutina de abdominales - músculos abdominales más visibles y desarrollados.

Ten en cuenta que esta forma contribuye menos a la fuerza general que adquieres a través del entrenamiento abdominal, ya que el entrenamiento en sí es menos vigoroso.

Vamos a ver este último tipo de ejercicio:

Ejercicios No-Abdominales

Sorprendentemente, un ejercicio que tiene un gran impacto en la apariencia del abdomen es el ejercicio que no se dirige al abdomen.

Sí, esto es cierto parcialmente, porque casi cualquier buen ejercicio que hagas, involucra al centro de alguna manera, y ayudará a desarrollar los músculos, pero no estoy hablando de eso.

Para la mayoría de la gente, son los demás ejercicios los que realmente determinan el tamaño de las partes centrales del cuerpo, independientemente de que sean corredores, levantadores de pesas, atletas, gimnastas, o cualquier otra cosa. Es toda aquella actividad extra que realmente quema la grasa y impide que la grasa cubra los abdominales.

Ten esto en mente, incluso si tu objetivo principal es "sólo tener un estómago bonito," siempre debes trabajar para cosechar los beneficios de un entrenamiento de cuerpo completo.

Ahora vemos el último componente de esta fórmula:

Dieta

La comida que comes tiene un impacto enorme en el aspecto del estómago. Si realmente quieres hacer un cambio, tu dieta juega un papel muy importante.

Desgraciadamente, muchas fuentes no saben de que están hablado, y si quieres conocer una manera diferente de entender la dieta humana, lo mejor que puedes hacer es ver mi libro sobre este tema, 'La Dieta Natural'. Es una explicación fácil de entender sobre lo que es lo mejor para tu cuerpo, y te enseñará a seguir una dieta natural realmente conveniente, económica, deliciosa y abundante.

Es un libro excelente para todos que se han sentido confundido por todos los consejos de dieta y que quieren algo que funcione, que sea concreto, y que tenga sentido. Si eso te parece interesante, te recomiendo que lo veas. Sin embargo, para los propósitos de esta sección, vamos a revisar algunas de las ideas que están directamente relacionados con la idea de perder peso.

Podría seguir hablando y hablando de este tema, pero para no complicarlo, lo he condensado en cuatro consejos principales.

1. Reduce o elimina el consumo de carbohidratos procesados

La mejor manera de agregar grasa a tu cuerpo es comer mucho pan, pasta, papas, jarabe de maíz, y otros productos similares. A la inversa, una de las mejores maneras de revertir este proceso es eliminando o limitando severamente tu consumo de dichos alimentos.

Muchas personas están acostumbradas a la actitud de que es "normal" picar galletas, pretzels, papas fritas, o cualquier otro tipo de alimentos durante el día, o para tenerlos como un elemento complementario con el almuerzo. Del mismo modo, pensamos que casi cualquier comida cocida debe incluir papas o pasta. Nada de esto es necesario, y todo está se agrega a tu cintura.

Estos alimentos generalmente contienen muy poco en términos de nutrientes valiosos, y se almacenan rápidamente como grasa. No voy a decir que nunca los comas para estar sano, obviamente eso no es cierto. Pero no recomendaría que estos alimentos sean parte de tu dieta diaria.

Esto conduce al siguiente consejo.

2. Come fruta fresca

Si no estás comiendo carbohidratos procesados, ¿de dónde vienen los azúcares que el cuerpo necesita?

Bueno, por suerte, la fruta fresca es quizás el alimento más perfecto que hay. Es muy fácil para el cuerpo digerirla, está llena de vitaminas y minerales, y es una fuente de energía que el cuerpo humano ha estado utilizando con bastante eficacia durante milenios.

Pero ten cuidado - fresco debe significar fresco. Hecho de frutas, o incluso con 100% de fruta, no es suficiente. No estamos hablando de jugos de frutas pasteurizados, o fruta picada en lata. Debe ser fruta verdadera y reconocible en la sección de productos, o en el mercado o donde sea.

Si estás comiendo cualquier otra cosa que se deriva de frutas, no vale. Sigue con la fruta fresca, y hazlo una parte importante de tu dieta diaria.

3. Evita las grasas INNATURALES

Puede parecer contradictorio, pero a pesar de que quieres perder grasa corporal, comer grasa sigue siendo importante, sólo hay que comer las grasas correctas.

Muchas personas están familiarizadas con la idea de que hay grasas buenas y grasas malas. Desafortunadamente, la mayoría de esas personas está un poco confundida sobre cuáles son buenas y cuáles son malas.

Al igual que con la fruta, hay que comer grasas que son naturales y no procesadas. Lo malo es que la mayoría de las grasas en la mayoría de los alimentos, y en la mayoría de las cocinas, está altamente procesada y dañada. De hecho, están tan procesadas y dañadas que huelen horrible, y tienen que ser desodorizadas antes de que puedan ser vendidas.

Como tenemos un espacio limitado para hablar de este tema, la regla de oro que vamos a utilizar es como sigue. Utiliza las grasas que aún tienen el olor y el sabor a su origen. El aceite de soja (también conocido como aceite vegetal) y el aceite de canola están fuera. Simplemente abre la botella y huele. Son altamente procesados e introducen muchas cosas innaturales en tu cuerpo.

También son desodorizados, lo que les deja sin ningún sabor u olor.

Por otro lado, el aceite de oliva, el aceite de cacahuete, el aceite de coco, el aceite de palma, y sí, incluso la mantequilla, son buenos. Son grasas que están muy cerca de su estado natural y todavía tienen ese olor y aroma atractivo (eso es tu cuerpo diciéndote que debes de comer algo, por cierto).

La gente tiende a gastar su tiempo preocupándose si las grasas son saturadas o insaturadas, pero yo recomendaría que te preocupes de si son naturales o no naturales. Evita las grasas sin sabor u olor, evita los "alimentos para untar" que tienen una docena de ingredientes diferentes, y sigue con las grasas que puedes realmente oler y saborear.

4. Toma agua

Cuando los científicos analizan otros planetas para saber si pueden tener vida, ¿buscan por todos lados en busca de rastros de refrescos?

No.

Buscan el agua, porque el agua es la sustancia más importante que uno necesita para vivir. Muchos procesos en el cuerpo dependen de la presencia de agua. Eso incluye aquellos que permiten a tu cuerpo usar el combustible (grasa) que ha almacenado.

Es necesario que tomes agua regularmente, y el agua de una lata de refresco no cuenta. De hecho, a menos que estés exprimiendo tus propias frutas, o tomes leche entera orgánica, o té verde recién hecho, el agua probablemente debe ser la única cosa que tomes.

Esto sirve para dos propósitos: uno es que la mayoría de las bebidas sin agua están llenas de jarabe de maíz o edulcorantes artificiales (ambos muy malos para la salud). Son altamente procesadas y no saludables.

El otro propósito es que aunque es muy importante evitar estas bebidas, todavía es más importante que tu cuerpo tenga un suministro regular de agua fresca. Así que toma agua.

*****

Se puede decir mucho más sobre la nutrición humana, y si quieres una explicación más completa, ve mi libro, 'La Dieta Natural'. Sin embargo, también puedes seguir con estos consejos y ver grandes resultados.

Ya hemos visto cuatro cosas diferentes que afectan la fuerza y la apariencia del estómago: ejercicios abdominales pesados, ejercicios abdominales ligero, ejercicios no abdominales, y la dieta. Cada uno juega un papel en la forma en que tu estómago se ve y en lo que seas capaz de hacer en el mundo real. Entonces, ¿cuál es la fórmula perfecta?

Como es de esperar, debes conocer y utilizar todos estos componentes en tu entrenamiento: los ejercicios abdominales más pesados y más intensos que no puedes hacer por mucho tiempo, los ejercicios ligeros, el ejercicio no relacionado, y una dieta saludable. La combinación trabajará para darte los mejores resultados en el menor tiempo posible.

Quiero señalar una vez más que normalmente no gasto tanto tiempo en hablar sobre cómo un ejercicio afecta a tu apariencia. Esa no es mi prioridad cuando hago ejercicios y no debería ser la tuya. Fuerza y salud primero y un físico atractivo después.

Sin embargo, este es un libro sobre ejercicios abdominales, y la mayoría de las personas que lo leen probablemente tiene el objetivo de desarrollar un abdomen más atractivo y más plano. Hay muchos factores que juegan un papel en eso, y no quiero que nadie se confunda acerca de porqué después de hacer sólo elevaciones de pierna, sus músculos abdominales estén agrandados y sus estómagos sean más grandes en vez de más delgados, o cualquier otra cosa similar.

Así que la respuesta es, como siempre, hacer una variedad equilibrada de los diferentes ejercicios, comer bien y hacer ejercicio para todo el cuerpo. ¿Alguien esperaba eso?

CONCLUSIÓN

Cuando escuchas a alguien hablar de hacer abdominales, normalmente lo hacen por razones estéticas. Eso es muy común, y si ese es tu objetivo, puedes utilizar estos ejercicios exitosamente.

Sin embargo, también hay una verdadera oportunidad para proporcionar la "pieza que faltaba", por así decirlo, y posiblemente para también hacerte mucho más fuerte y estar más en forma. Un centro fuerte crea más estabilidad en todo el cuerpo, y cuando introduces esta estabilidad en muchas otras situaciones (deportes, trabajo físico, etc.), podrías notar un cambio grande.

Esto es especialmente cierto si desarrollas tu centro a través de ejercicios, como los que hay en este libro, que no sólo se concentran en los músculos abdominales o la espalda baja, sino también en otros grupos principales de músculos. Entrena de una manera que forme un puente de la fuerza del centro con el resto de tu cuerpo, para hacer lo mismo en el mundo real.

Si eres atleta, y haces buen uso de estos ejercicios en tu rutina en general, podrás ver una gran diferencia. Pero también si no eres atleta, ciertamente puedes lograr el "cambio en la imagen abdominal" que mucha gente está buscando, al entender y seguir los consejos de este libro.

Pero nada va a pasar si realmente no haces los ejercicios. Tener el libro en tu posesión es un buen primer paso. Leerlo es todavía mejor. Pero la única manera para realmente conseguir una diferencia es aprender y realmente empezar a hacerlo, y seguir haciéndolo regularmente.

Cuando ves a personas que están en muy buena forma, no son los que conocen los entrenamientos más nuevos, o los que hacen ejercicios secretos que nadie sabe. Son personas que regularmente trabajan en sus objetivos de fitness. Así que no esperes más y utiliza este material. Te van a hacer muy feliz los resultados.

SOBRE EL AUTOR

Puedes encontrar a Patrick Barrett en la web en BarrettBooks.com. Interesado en hacer ejercicios desde que comenzó a levantar pesas con su padre y hermanos mayores cuando era todavía un niño. Ha practicado media docena de deportes organizados (más notablemente hockey y la lucha libre en secundaria) hasta que una lesión en el cuello durante un combate de lucha libre, en su primer año, le impidió jugar más en cualquier deporte de contacto.

Después de la lesión, desarrolló el interés por la búsqueda de fuerza y equilibrio, en particular a través de peso corporal y la auto-enseñanza de ejercicios de tipo gimnástico.

A Patrick siempre le ha gustado tanto cocinar como comer. Insatisfecho con los consejos nutricionales confusos y contradictorios que las fuentes convencionales ofrecen a menudo, Patrick buscó otra manera de entender la nutrición humana de manera lógica, coherente y eficaz. Sus libros sobre alimentación y nutrición reflejan una información más 'limpia', más intuitiva y útil de los alimentos y su impacto en nuestra salud.

Patrick espera que sus libros le ahorren a su audiencia tiempo y dificultades mediante la oferta de maneras prácticas de lograr buena nutrición y objetivos de salud.

OTROS LIBROS DE PATRICK BARRETT

Ejercicios naturales: Entrenamiento básico sin pesas y gimnasia de fortalecimiento y pérdida de peso

Ejercicios sin pesas: Entrenamiento avanzado para todo el cuerpo para hacer en casa o en el gimnasio

Ejercicios para las manos y el antebrazo: Ejercicios y rutina de entrenamiento para fortalecer fuerza de prensión

Cómo hacer una parada de manos: Desde los ejercicios básicos hasta las flexiones en parada de manos sin apoyo